LA

FORCE VITALE

PAR

M. le Dr Hippolyte BARADUC

(de Paris).

Extrait de la *Chronique Médicale*

15 avril et 1er mai 1897

CLERMONT (OISE)

IMPRIMERIE DAIX FRERES

3, place Saint-André, 3

1897

LA FORCE VITALE

PAR

M. le Dr Hippolyte BARADUC

(de Paris).

I

CONSIDÉRATIONS GÉNÉRALES.

En dehors de la lumière solaire réfléchie par le corps humain, des phénomènes électriques cutanés décrits par Tarkanoff, des phénomènes d'électro-chimie interne d'assimilation et de désassimilation, en dehors du nombre de calories quotidiennement consommées, il existe en nous une somme de *force vitale* condensée, spécialisée en nos différents systèmes organiques, qui constitue l'*énormon* d'Hippocrate, ce feu interne ou mieux cette vibration intime qui prouve la réalité de son existence par l'action qu'elle exerce à distance, soit sur un appareil enregistreur (*Biomètre*), soit sur des plaques photographiques, dont les sels d'argent sont réduits.

En dehors de l'observation clinique qui permet de reconnaître chez les névrosés et les hystériques toute une série de phénomènes dits nerveux, sans qu'on puisse les rattacher à des phénomènes réflexes, il existe certains symptômes spécifiques, tels que les Aura, les nœuds, les phénomènes de boules, de clous, d'envahissement, de transport, d'apoplexie dite nerveuse, de lipothymie qui, décrits dans les temps anciens sous le nom de *vapeurs* et d'*esprits animaux*, expliquaient *la nature* des perturbations et des déplacements que la force vitale déterminait en nous, lorsqu'elle se décondensait des systèmes cérébral, cardio-pulmonaire gastrique et génital pour se porter ou s'accumuler sur un autre système, en y produisant les perturbations fonctionnelles relatives à ce système.

Ces données, sur lesquelles était basée la neuropathologie ancienne, faute de preuves expérimentales, furent abandonnées, considérées comme une simple vue de l'esprit, et partant, rejetées ultérieurement.

A cette doctrine *fluidique-vitale*, fut substituée l'*Organo-fonction*, comme point de départ du phénomène vivant. Toute théorie fluido-vitale était anéantie, malgré les remarquables résultats dus à la pratique électrothérapique et à la pratique hypno-suggestive, malgré les effets homéopathiques, métallothérapiques et magnétiques constatés un peu partout. On ne voulait pas envisager les phénomènes dépendants du fluide humain, du fluide vital; la négation de ce dernier entraîna du coup tous les systèmes basés sur son admission empiriquement établie, il est vrai. « Montrez-moi ce fluide et j'y croirai », telle était la phrase sacramentelle. Il semble qu'il faille s'exécuter actuellement, car l'appareil mensurateur enregistre un mouvement à distance, propre à chaque observateur et la plaque graphie des vibrations, qui dans un *état d'âme* se répètent assez souvent pour se confirmer, tout en se distinguant des modes de l'énergie connus. L'électricité a sa graphie propre, comme la vitalité humaine; ce qui ne permet plus de les confondre l'une avec l'autre, car elles se signent chacune différemment sur la plaque.

La Biométrie, comme l'Iconographie fluidique, sont deux méthodes que j'ai créées, dans le but de prouver expérimentalement l'existence du fluide vital en nous et autour de nous. La démonstration est double; elle se fait séparément par les mouvements visibles d'une aiguille attirée ou repoussée, comme par l'enregistrement sur la plaque de nos lumières et vibrations invisibles.

Cette *âme vitale*, ou, si l'on aime mieux, notre *corps fluidique*, est polarisé, comme tout ce qui est vivant, comme tout ce qui existe; il attire à droite, repousse à gauche et présente un mouvement circulaire, le *circulus vitæ*, dont le centre est à la région épigastrique. Il suffit de placer des plaques au front en voulant énergiquement, au cœur, à l'estomac et au bas-ventre pour recueillir les émanations fluidiques de ces grands centres, *sans emploi d'électricité à travers le verre ou le bois du châssis*, chez des personnes impressionnables et vibrantes.

Ces considérations nouvelles montrent que l'homme est un centre de radiations invisibles, mais photographiables, lorsque son mouvement vital est actionné et que ce mouvement, dépassant les limites cutanées, crée autour de lui une atmosphère fluidique que la plaque, comme le biomètre, enregistrent.

« Quel est le résultat pratique de votre découverte ? » me demande-t-on souvent ?

1° La démonstration d'une force entourant l'homme, le pénétrant, s'y spécialisant, s'en extériorant ensuite; 2° celle de l'existence d'une respiration fluidique, d'*Aspir* et d'*Expir*, entretenant en lui un centre de consommation du *Zoéther*, de cette force vitale cosmique, dont la forme de la ligne est courbe; 3° son rejet dans le Cosmos, après l'avoir utilisée pour l'entretien de son existence, confirme la théorie de l'émanation fluidique, de l'imprégnation vitale et de la contagion fluidique vibratoire, dite nerveuse.

Au point de vue pathologique il existe, plus marqué chez les fluidiques sensitifs, sujets à des phénomènes d'impressionnabilité excessive à distance, un dispositif du Circulus Vitæ prouvé par la formule biométrique, qui permet de saisir en nous la nature et le pourquoi de ces orages fluidiques, de ces transports de force invisible des Aura envahissants qui perturbent l'organo-physiologie de nos systèmes, comme peuvent le faire des congestions sanguines ou des stases d'humeurs et qui greffent en nous les vibrantes névroses.

Nous ne sommes donc pas seulement malades par notre sang, nos humeurs ou notre corps solide, mais aussi par le dispositif de forces mauvaises qui, pour parler un langage plus scientifique, sont des vibrations plus ou moins bien harmonisées, plus ou moins adaptées ou *interférentiées*, dans notre propre tempérament vibratoire. De même que le thermomètre révèle le degré de thermicité et de combustion de notre organisme, de même le Biomètre nous révèle le *dispositif vibratoire de notre mouvement vital*, c'est-à-dire de notre âme de vie, intermédiaire entre notre intelligence et notre matière. Nous pouvons ainsi nous rendre compte des phénomènes de dépolarisation de la force en nous qui oscille entre les deux pôles extrêmes de notre être, *l'esprit*, expérimentalement inaccessible et le *corps tangible*, que la science matérialiste détient actuellement.

Mes études faites au point de vue électrothérapique et psychothérapique, me permettent de considérer cette méthode biométrique non seulement comme un moyen de renseignement sur l'état vibratoire de notre vitalité, un *vibromètre* ou *fluidomètre*, véritable manomètre de la tension vibratoire en nous, mais encore comme une sorte de sextant indiquant l'orientation de notre vitalité, de notre tempérament vital, équilibré, neurasthénié, névrosé, et le meilleur remède électro-vibratoire applicable à ces tempéraments que l'on trouve dans l'arsenal électrothérapique.

II

BIOMÉTRIE.

Je me propose d'envisager tout d'abord trois points de vue relatifs aux mouvements de l'âme vitale :

1° *Le fait*, c'est-à-dire le phénomène observé sur chaque personne se soumettant à l'expérience ;

2° *L'interprétation* du phénomène, sujette à critique comme toute théorie, malgré les sanctions apportées ;

3° *La nature du phénomène*, c'est-à-dire sa différenciation avec les modes de l'énergie comme chaleur, électricité, magnétisme minéral, artificiellement produits.

1° *Le fait* brutal, la découverte que je viens exposer, consiste en ce que l'allure d'une aiguille suspendue par un fil de cocon non tordu, en dehors de toute cause étrangère, à distance et sans contact avec le corps ou la main, présente, à l'approche de cette dernière, dans ses mouvements d'attraction et de répulsion, des variations qui, mathématiquement, chiffrent le sens et l'allure d'un mouvement intime en nous, *mouvement de l'âme*, dirait Aristote.

L'observation répétée m'a permis d'interpréter le sens de ce mouvement de vie, caché dans dix-sept formules ; comme contrôle j'ai pu *reproduire ces formules en suggérant à des personnes hypnotisées, l'état d'âme correspondant à la formule que j'avais préalablement interprétée*; elles sont donc bien exactes.

Ame ou corps fluidique vital. L'ensemble des observations, qui se portent actuellement à plus de deux mille, m'a démontré une première loi : *la moitié du corps droit fluidique attire la vie cosmique, tandis que la moitié du corps gauche repousse* ; la proportion est de 3 à 1. Il reste donc deux unités de force vitale en nous, puisque trois unités de vibration entrent et qu'une s'extériore.

C'est cette réserve qui constitue le capital Vie, la somme de force vitale en nous, *notre double fluidique vibrant*.

Ce corps fluidique, d'après mes expériences, basées sur sa possibilité d'extérioration à la période dite de rapport magnétique, décrite par M. de Rochas, m'a présenté quatre centres vitaux ou puissances animiques, archées : 1° cérébrale, 2° pneumique, 3° gastrique, 4° génitale, que j'ai pu extérioriser et verser d'un sujet *dans un autre sujet*, et établissant ainsi une résonnance vibratoire entre eux.

Ces quatre vitalités secondaires doivent fonctionner à l'unisson, dans leur ordre hiérarchique sans déficit, ou déséquilibre, ni invasion réciproque, de façon à fournir la note d'ensemble *harmonique*, du concert vital exprimé par la formule biométrique « *attraction droite = répulsion gauche* » ; cette formule est enregistrée à distance du corps humain où se tient l'orchestre vivant jouant avec harmonieuse vibration; le biomètre comme la plaque en établissent la résonnance.

La force cosmique courbe entrant en nous s'y *condense*, s'y *spécialise*, *s'y tonalise* ensuite, donnant l'impulsion vitale, c'est-à-dire, *l'intelligentiation dans le mouvement et la concrétion chimique, à cette colonie de cellules, à cette hiérarchie de consciences*, suivant l'expression de Maine de Biran, le tout sous la direction de notre esprit divin.

Pour mieux se figurer ce corps fluidique éthéré, double-exact du corps matériel, on peut admettre que chaque cellule du corps humain matériel contienne une particule de force vitale cosmique et une lueur de notre esprit qui est le vrai moi permanent.

La relation entre la pénétration de la force vitale courbe en nous et l'extérioration de notre force personnalisée fournit la notion du mouvement de vie normal ou anormal qui se passe dans notre corps, de l'état de santé ou de maladie de notre vitalité, de notre vibration.

Cette constatation par l'aiguille fait désormais rentrer la force vitale dans le domaine de la physique.

Ainsi se trouve réalisé le desideratum du professeur Lodge lorsqu'il dit : « La vie n'est pas de l'énergie. C'est un principe dirigeant qui n'a pas encore trouvé sa place dans le domaine de la physique. »

La vie cosmique n'est pas de l'énergie, elle n'est ni chaleur, ni électricité, ni lumière, voici le fait capital. Le fait secondaire, c'est qu'elle peut les engendrer; c'est la vibration-mère.

Cette *Force créatrice se présente à nous avec de l'Intelligence Universelle* du *mouvement primordial* et de la *matière radiante*; son intelligentiation se manifeste par sa production spontanée, par l'expression si variée prise pour la forme des êtres, comme par son mode particulier de concrétions matérielles effectuée suivant l'interférence vibratoire polarisée dans les corps ainsi différenciés : la forme dépend de la pensée, le corps de la vibration.

La vie n'est donc ni la fonction chimique d'un organe, ni une réunion de fonctions, c'est *un principe intelligent, possesseur de son propre mouvement, qui en nous constitue des condensations de force vitale en des systèmes organiques matériels qu'il crée, détient, et entretient.*

Après les nombreuses expériences faites sur ce principe directeur de son mouvement, qui est en nous, fait partie de nous et module notre corps chimique, on peut logiquement conclure qu'en nous comme dans l'univers : *c'est de l'intelligence qui dirige du mouvement et du mouvement qui concrète notre matière.*

Pour conclure : dissolvez par l'imagination le corps matériel, le corps fluidique, *l'âme* restera devant vous, vibrante et lumineuse enveloppe de son esprit.

On voit ainsi le schéma humain, corps matériel, fluidique et psychique, c'est-à-dire *du corps*, de la *vie* et de *l'esprit* ; trinité humaine correspondant aux trois plans de la matière, de la vie universelle et du divin, qui sont les sources d'aliment et d'entretien de notre corps, de notre âme, de notre esprit, dans l'existence terrestre.

INTERPRÉTATION DES FORMULES.

Lorsque le corps vital est dans un état ou en mouvement, il détermine dans l'appareil un état ou un mouvement analogue de l'aiguille : voilà le critérium.

Je rappelle que c'est par l'observation multipliée, la statistique et la reproduction suggestive d'états d'âmes répétant mes formules que je suis arrivé à les interpréter. J'affirme, de plus, avec Kant et Cyon, l'existence des plans animiques. *Le côté droit du corps vital attractif est en rapport avec la vie cosmique qui nous pénètre et exprime la vitalité physique, tandis que le côté gauche est en rapport avec notre propre vitalité expansive et psychique.*

L'âme humaine physico-psychique peut donc être interprétée par les 7 manifestations capitales de sa respiration fluidique, de sa communion avec l'invisible, *l'âme du monde*, la vibration cosmique 7 modes vibratoires qui en font 7 tempéraments.

1° Dans ses *états* par ces trois formules :

Main droite attire	Main gauche attire..	*Att*/*Att*. (1)
Main droite O	Main gauche O......	O/O (2)
Main droite repousse	Main gauche repousse.	*rep*/*rep*. (3)

2° Dans ses *mouvements intimes complets*.

Main droite attire	Main gauche repousse.	
Att	Rep.................	att/rep. (4)
Rep. repousse	*Att*. attire	rep/att. (5)

3° Dans ses *mouvements arrêtés, incomplets, déséquilibrés.*

Att./O } (*Att*/O + O/Rep = M[t] reconstitué *Att*/Rep. (6)
O/ *Att* }

Rep./O } (Rep/O + O/*Att* = M[t] reconstitué Rep/*Att*.). (7)
O/Rep. }

3 mouvements similipolaires ou états d'âmes, 2 mouvements complets et 2 M[ts] déséquilibrés — 7 manifestations animiques en neuf formules principales comportant huit autres formules secondaires : l'ensemble confirme le chiffre 17 préalablement cité (voir *La force vitale*).

Donc en nous, il faut retenir : une entité spirituelle, et sept mouvements animiques, sept types vibratoires de la vitalité en notre corps.

La relation entre la pénétration de *la* force vitale (de l'*Od*) en nous et l'extérioration de *notre* force (émanée), fournit la notion du mouvement de vie normale ou anormale qui se passe dans notre corps, de l'état de santé ou de maladie de notre âme vitale.

La formule biométrique présente une *allure qui est celle même de nos mouvements intimes, dont elle reproduit l'amplitude, la lenteur, la fixité ou l'oscillation par le déplacement de l'aiguille, quel que soit le chiffrage observé.*

Cette allure se remarque dans les états de double attraction neurasthénique, de double répulsion, dans les mouvements complets d'attraction et répulsion, ou dans les mouvements arrêtés de névrose.

En nous à l'état normal, l'âme vitale décèle son égalité et sa bonne vitalité par l'équilibre entre l'attraction droite et la répulsion gauche.

Ce type de formule $Att^5 = Rep^5$ est celui du corps fluidique équilibré dans ses manifestations morales et matérielles et dans la hiérarchie de ses puissances animiques.

Au cours d'un traitement, c'est elle que, par les moyens électrothérapiques, j'ai cherché à reproduire et qui annonce le rétablissement prochain et persistant.

La formule Attraction/Attraction indiquant la faiblesse de la vitalité matérielle, c'est-à-dire du sang, de la nutrition, du tube digestif, comme la faiblesse de la vitalité *psychique*, la neurasthénie cérébro-spinale, avec prédominance de l'une ou de l'autre de ses formes, suivant que la *force cosmique réparatrice* se précipite en plus grande quantité sur le côté droit ou gauche du corps humain.

Rep/Rep indique l'extérioration animique dans les grands mouvements d'âme, comme la joie, la colère et l'exubérance de vitalité.

Au point de vue moral *Att*/*Att* veut dire tristesse, crainte, contrition.

Rep^5/Rep^5 veut dire joie expansive.

La formule % donne l'équilibre entre la tension de la force vitale en nous et de la force universelle %. Au point de vue moral, elle veut dire calme, froideur, indifférence.

Durant la fatigue, la digestion, la grossesse, la bonne nature, la vibration cosmique, l'*Alma parens*, répond à l'appel de notre vitalité jusqu'à ce que notre propre force soit condensée et tonalisée, au point de permettre la manifestation psychique, accusée par l'expansion de la main gauche. La formule alors de *Att*/*Att* est devenue *Att*/Rep.

Chez les neurasthéniques dont l'â[illegible] perdu la faculté de se condenser et de se tendre, pour ces [illegible]eaux des Danaïdes qui font eau de toute part, la force vitale r[illegible]atrice n'en continue pas moins ses apports jusqu'au moment où le repos des organes matériels, l'électricité ou le grand air ait permis à notre âme de constituer sans défaillance son capital Vie, d'emmagasiner assez de vibrations pour fonctionner, faire sa propre vibration physiologique.

Le corps fluidique est-il en hypertension vitale, on observe, au contraire, un double rayonnement expansif de la chair heureuse d'exister et de l'esprit heureux de se manifester : Rep^5/Rep^5.

L'Invisible reçoit à son tour la nature, les manifestations de notre vitalité qui semblent ne pas se perdre, *mais s'y transformer*. La plaque le prouve, elle enregistre ces déchets, invisibles particules de vie vécue.

Ce n'est pas tout : Dans les mouvements évolutifs de l'âme vers l'Esprit *Att*/Rep, ou involutifs vers la matière Rep./*Att*, le corps vital se meut dans un sens précis avec un but arrêté pour la fonction psychique à produire *Att*/Rep, ou la constitution chimique à réparer ApR./tt.

Dans le premier cas, il y a usure matérielle, suroxydation urinaire, mais expansion vivante de l'esprit. Dans le second, il y a, au contraire, augmentation de poids, réfection matérielle, pléthore physique comme dans la convalescence, mais alourdissement psychique.

Ce double jeu de l'âme entre notre matière et notre esprit décèle une prévoyance et une sagesse plus qu'instinctive qui faisait considérer la force vitale qui nous pénètre, comme une réelle mère continuant et répétant en nous l'œuvre de notre création.

C'est aussi la bonne nature médicatrice sur laquelle comptait l'expectation de l'école d'Hippocrate ; c'est d'elle qu'il attendait le retour à la santé ; de son temps, l'Enormon, l'âme antique était peut-être plus puissante que l'âme névrosée de la fin de ce siècle.

Je ne veux pas dire pourtant qu'elle ne soit pas susceptible de ressort. J'ai vu en effet, si la maladie animique n'était pas trop ancrée, des modifications spontanées avoir lieu, en dehors de toute médication, par la seule vertu de l'Esprit de vie, dirait Paracelse ; j'ai pu observer ainsi toute la gamme du mouvement vital normal récupéré par la progression successive des formules.

Att./Att. — *Att*/0—0/*Att.* -- 0/0—*Att*/0. — *Att.*/Rep—*Att*= Rep — Rep./Rep.

Toutes ces considérations mettent bien en relief le caractère de but, de mouvement final, en un mot d'*intelligence en mouvement* ; c'est là le *génie de la vie en nous*, dont les deux termes sont la réfection du corps et la manifestation de l'esprit. Il existe donc en nous une âme réelle physique et supra-matérielle, double fluidique du corps humain, et lumineux vêtement de l'Esprit, dont le mouvement intime peut être enregistré par le déplacement à distance d'une aiguille, comme sa lumière peut se graphier également à distance sur une plaque sensible.

3° Nature du phénomène. — Il reste à déterminer le troisième point : *La nature* du mouvement de l'aiguille.

Une série d'expériences m'a permis de rejeter la chaleur de l'électricité telle que nos appareils les fournissent et de mettre au jour une force spéciale, *mode intelligentié de l'éther*. Les nouvelles données expérimentales que je rapporte ici, viennent préciser encore plus le côté physique de la question et permettre de la définir ainsi :

La force vitale est de l'intelligence en mouvement, concrétant de la matière : elle est créatrice et répétitrice spontanément de la forme, au lieu d'être fatale, identique à elle-même et produite artificiellement par le travail de l'homme.

J'ai pu différencier notre force vitale des modes de l'énergie, par ce qu'on peut appeler *leurs réactifs physiques particuliers*, et par l'introduction d'un facteur spécial, *de l'intelligence dans le mouvement dit vital* ; tandis qu'une fois produites, la chaleur et l'électricité, toujours identiques à elles-mêmes par leur mode vibratoire, sont fatidiques dans leur expression. Une autre preuve est tirée de la graphie de ces forces, fournie par leur *photographie*, c'est-à-dire par la façon dont elles se présentent à l'œil, une fois qu'elles ont impressionné une plaque-Lumière.

Réactifs physiques de la chaleur et de l'électricité.

Dans le vide. — Tandis que la chaleur se propage plus difficilement dans les espaces raréfiés, témoin le froid intense des espaces inter-sidéraux, et la production de glace au contact des vases soumis à une brusque raréfaction, j'ai pu constater, comme je l'ai rapporté à la page 75 de mon livre(1), que l'influence de la force vitale se faisait sentir sur l'appareil, préalablement mis sous une cloche dans laquelle un vide relatif avait été produit par la pompe à eau (Expérience faite chez le professeur Richet).

On sait, d'autre part, que M. Raoul Pictet a pu soumettre à 200° de froid des organismes vivants, sans que la vie en fût éliminée.

Nouvelles expériences. — L'expérience de notre force vitale agissant à travers un bloc de glace de 10 centimètres d'épaisseur, que j'ai rapportée dans le même ouvrage, me semblait être une confirmation de ma théorie ; j'ai appris par les physiciens actuels que l'on considérait l'alun en solution concentrée comme l'agent adiathermique usité. J'instituai alors l'expérience suivante : la cage en verre fut enveloppée d'une cuirasse d'alun, formée de telle façon que de chaque côté d'une toile à voile, dans une dissolution concentrée, il se produisit par dessiccation une épaisseur de 1/2 millimètre d'alun. L'écaillement fut empêché par un revêtement de collodion, qui a aussi la propriété de diffuser l'électricité ; malgré cette carapace adiathermique, et comme si elle n'existait pas, l'aiguille eut les mêmes mouvements d'attraction et de répulsion.

On pouvait donc éliminer la chaleur comme facteur du mouvement de l'aiguille, dans une proportion de 75 0/0.

Restait l'électricité ; elle pouvait être invoquée, malgré les nombreuses expériences que j'avais présentées sous le chapitre de « Loi de consommation du mouvement libre par les modes de l'énergie ».

Pour faire une expérience concluante, destinée à éliminer l'électricité, j'ai enveloppé l'appareil d'une cuirasse de mica, *corps adiaélectrique*, et l'aiguille n'a pas cessé d'être influencée par les deux mains en attraction et en répulsion. J'ai définitivement alors constitué le biomètre, avec une double cuirasse d'alun collodionné, adiathermique, qui ne laissait pas passer la chaleur, et avec une cuirasse de mica adiaélectrique qui ne laissait pas passer l'électricité, le tout revêtu de soie.

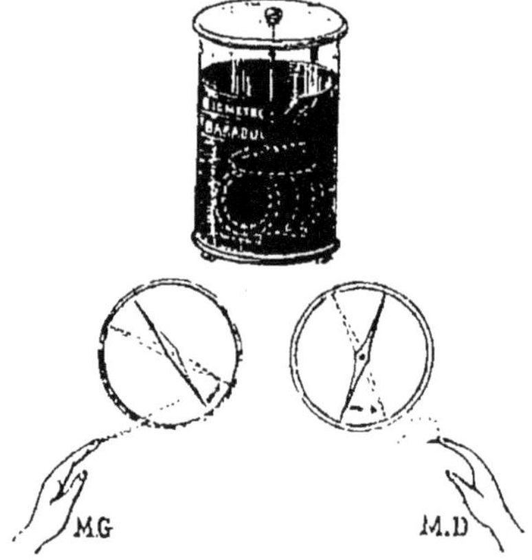

Pour bien confirmer le caractère de la force vitale, comme force indépendante de la chaleur et de l'électricité avec l'appareil à double cuirasse, j'ai pris, pendant quatre-vingt-dix jours, ma propre

(1) *La Force Vitale*, Carré, éditeur.

formule biométrique ; je l'ai comparée avec : 1° le méridien cosmique ou magnétisme sidéral, exprimé par la position spontanée, prise par l'aiguille sur le cadran divisé en 360°, et indiqué, en prenant son pôle Sud comme point de départ de son mouvement vers l'Ouest à sa gauche, vers l'Est à sa droite ; 2° avec le degré d'électrométrie, les phases lunaires, la moyenne d'humidité de la journée, la moyenne de la température, la moyenne barométrique et la direction des vents, au moment où ma vie a été péniblement agitée et ou j'ai pu vérifier la valeur de la formule biométrique par la conscience de mon état d'âme.

APPLICATION MÉDICALE.

Electrothérapie rationnellement employée, d'après les indications fournies par les formules biométriques du corps vital.

La formule biométrique donnant le chiffrage-diagnostic de la force vitale en nous, et la nature du tempérament, comme nous l'avons vu par les dix-sept formules-types, le médecin possède un élément d'une grande valeur, tant au point de vue du *diagnostic que du contrôle*, puisqu'il peut lire sur un cadran les mouvements intimes de notre vitalité vers la matière ou l'esprit, constater les perturbations de ce mouvement, du circulus Vitæ.

Pouvoir vérifier et constater : 1° l'état de la force en nous, soit en hypotension ou en hypertension ou en déséquilibre ; 2° son mode de distribution normalement tonalisé ou anormalement condensé sur un système au détriment d'un autre système ; 3° pouvoir juger de ces états, interpréter les corrélations sympathiques ou réflectives à distance, est, à coup sûr, d'une grande utilité diagnostique et thérapeutique. C'est un facteur de plus qui vient, parallèlement aux différents modes électrothérapiques à employer, exposer et interpréter les différents modes de la force vitale chez l'homme ; il permet de grouper face à face, pour ainsi dire, la symptomatologie qui dénonce les troubles des organes, la formule biométrique qui en dévoile l'état et l'origine animique, enfin le mode plus spécial d'électricité qui lui convient.

De cette triple relation du symptôme, de la formule vitale et du mode d'électricité découle la méthode électro-biométrique. Élément de diagnostic pour l'affection, élément de choix pour le mode électrothérapique, la formule est encore un élément de contrôle durant le traitement et de pronostic pour sa durée.

Une simple sensation, une idée, faussement perçue, faussement conçue, devient le point de départ d'un faux mouvement animique, d'une image entraînant le corps dans un sens anormal, et constitue une maladie imaginative qui, de subjective, deviendra objective : exemple, les simples affections hystériques devenues matérielles. La formule biométrique permet de constater le dispositif animique, ses troubles fluidiques. Par elle tous les symptômes dynamo-matériels du système nerveux reçoivent le reflet lumineux du sens même de la vitalité interprétée, du diagnostic vital établi.

III

ICONOGRAPHIE.

L'Iconographie, c'est-à-dire la graphie des formes des images, ou des vibrations *invisibles*, est bien différente de l'Electrographie, ainsi que des photographies dites spirites. Je ne parle, en effet, ni de formes *visibles par l'œil* venant se faire photographier, ni des médiums nécessaires à cet effet.

Il ne s'agit pas non plus de photographies solaires, où la lumière du soleil accuse les formes et les contours renversés d'un objet, sur une plaque mise au delà du foyer de la lentille.

En Iconographie, que je me sois servi ou non, dans mes nombreuses expériences d'un vulgaire appareil photographique, je n'ai pas recherché la lumière solaire reflétée par les objets photographiés comme agent d'impression de la plaque, j'ai toujours, au contraire, tenté d'impressionner cette même plaque par les effluves, les émanations, la vibration intime, de l'objet invisible ou visible dans beaucoup ou peu d'obscurité, pour en extériorer, en avoir l'intime vibration, son âme ; souvent cette âme s'est d'elle-même iconographiée ; souvent j'ai eu recours à la tension du vent électrique positif ou négatif, pour aider l'issue de la lumière interne, obscure et vivante de l'objet humain ou non que je voulais extraire.

J'ai surtout cherché à obtenir les signatures de forces cachées, *forces vitales et psychiques*, niées jusqu'à présent.

Par le fait, j'ai été entraîné, à la suite des recherches électrographiques, beaucoup plus loin que je ne le pensais de prime abord, dans ce domaine inexploré des *graphies*, *électrographies*, *vitographies*, *odographies*, *psychographies*, qu'on peut appeler photographies fluidiques.

Pour bien asseoir ma conviction j'ai fait aussi de nombreuses contre-expériences, qu'il serait trop long de rapporter ici.

En résumé, la question technique est la suivante : 1° Emploi de plaques-lumière, non pointillées ; opération à la lumière rouge dans l'obscurité ; précaution prise contre les lueurs de la machine statique, dans les cas où l'on se sert de l'électricité ; 2° *bain d'Iconogène* de 5 à 10 minutes avec agitation ; lavage et mise dans l'hyposulfite à 10 %. Lorsque la réduction des sels d'argent a été faiblement produite par des vibrations peu photochimiques, il faut couper le bain par moitié et surveiller l'action de l'hypo, pour arrêter à temps et laver. Agitation et lavage pour éliminer les sels de soude; résultat acquis observé par transparence.

J'insiste sur ma découverte à un double point de vue :

1° L'impression de la plaque par une force émanée de nous, relative à notre propre vitalité, c'est-à-dire par la lumière invisible et intime de notre âme vitale, ni la chaleur, ni l'électricité, qui a sa graphie propre, n'influencent la plaque d'une façon similaire ; nous nous trouvons bien, par conséquent, en présence de forces extra-mécaniques, *spontanées*, en dehors des modes connus de l'énergie.

J'ai donc été obligé d'admettre, comme déduction logique, une lumière humaine invisible, différente de ces différents modes de l'énergie, comme des rayons découverts par le professeur Rœntgen.

Ces derniers ont leur point de départ dans un centre électrique produit dans le vide, tandis que les manifestations impressives de la plaque, que j'apporte, ont leur point de départ dans la vitalité humaine.

Notre âme doit être considérée comme un centre de force lumineuse entretenant son existence par un double mouvement d'attraction et de répulsion de forces spéciales puisées et rejetées dans le Cosmos invisible.

Ce double phénomène d'Aspir attractif et d'Expir expansif constitue l'atmosphère fluidique qui entoure la surface cutanée de notre être ; sous la dénomination d'*Aspir, d'Od, de force vitale cosmique* (30 clichés), je désigne la partie induite ou attirée par nous ; la partie rejetée *l'Expir, l'Ob* (40 clichés) est la partie rendue à l'invisible.

Les deux forment l'ensemble de la respiration fluidique de l'âme humaine et présentent, chacune, leur signature particulière qui les différencie l'une et l'autre des modes connus de l'énergie.

Les sels d'argent sont donc, non seulement réduits par la lumière solaire, la fulguration électrique, mais encore par la lueur de l'âme humaine invisible.

Ils nous révèlent les vibrations de notre atmosphère fluidique, dans laquelle nous puisons et rejetons des forces par une réelle respiration, comme nous aspirons et expirons des gaz, absorbons et rendons les substances matérielles ou liquides empruntées à notre planète.

2° Le deuxième point est le suivant : la démonstration iconographique de la *force courbe*. Autour de nous, lorsque *nous vibrons dans la profondeur de notre être*, nous induisons, aspirons des Ondes en anse ellipsoïdale tirées du Cosmos ; ces courbes sont, comme épaisseur et finesse de trait, en rapport avec ce que nous appelons un état d'Ame, épais, obscurci, ou pur ou lumineux ; et nous rejetons dans ce même Cosmos des émanations plus ou moins grossières ou subtiles, suivant un état d'Ame vibratoire analogue. Notre vibration intime produit des vibrations similaires dans ce qui nous est extérieur ; ces vibrations ordinairement invisibles sont photographiables.

Nous avons donc, objectivable, dans certaines conditions produites accidentellement, ou créées par entraînement, une zone, une atmosphère fluidique d'*Aspir* et d'*Expir*, qui nous met en rapport avec ce qui n'est pas nous. *Voilà le fait acquis*, démontré par la plaque.

Dans plus de 2.000 expériences, la Biométrie me l'avait indiqué par le mouvement sans contact (1) à distance ; la plaque vient de me le démontrer par la lumière enregistrée ; elle m'a permis de graphier la lumière *invisible* du mouvement *visible*, constaté sur l'appareil, dans cette zone de respiration d'atmosphère fluidique périphérique à l'homme.

Nous ne sommes donc pas isolés dans le Cosmos ; mais en dehors de la lumière solaire, de la chaleur, de l'électricité et des gaz plus ou moins raréfiés, nous sommes entourés par d'autres forces que

---

(1) La Force vitale, notre corps fluidique, sa formule biométrique. La Biométrie et l'Electrothérapie. (Carré.)

nous aspirons comme le fait la respiration pulmonaire pour les gaz.

En résumé, la constatation logique des faits me porte à admettre une trinité dans l'homme : le corps, l'âme (lumière de vie) et l'esprit.

Les vibrations de cette âme de vie en nous, induisent ou projettent dans le Cosmos des vibrations, dont la Biométrie enregistre le *mouvement* et dont la *lumière* est iconographiée par la plaque, témoin irrécusable et véridique du phénomène qu'elle enregistre.

Comme conclusion, la découverte que je présente montre : 1° La graphie de la force courbe cosmique, sous forme d'Anses d'ellipses de tourbillons caractéristiques du zoéther ; 2° la force vitale humaine induit cette force vitale cosmique ; 3° l'âme humaine se contracte et s'épand par des mouvements respiratoires ; elle entretient autour d'elle-même, comme centre, une zone spéciale d'échanges avec ce Cosmos, une atmosphère fluidique personnelle.

IV

PSYCHICONES

La différence entre l'attraction droite 15° par exemple et l'expir gauche représentée par 10°, constitue la somme de force vitale incorporée, condensée pour former le corps fluidique, l'âme vitale, notre vibration intime et latente (Somod, corps odique), que l'on peut extériorer. C'est cette nuée de vivante lumière, c'est la substance avec laquelle l'imagination créera les images-pensées, les formes intentionnelles ou spontanées, les psychicônes images-lumière que l'esprit produit et que la volonté projette.

Le psychicône est donc la nuée odique de force vitale imaginée en forme par l'imagination psychique ; c'est une création de l'esprit indépendante du corps matériel, dont elle sort, pour se manifester sur la plaque (25 clichés).

Les psychicônes sont caractérisés par l'absence de traits, de lignes : ils sont une relation de lumière, une forme nuageuse de nuée odique, par points, pois, estompages, picturages ; la pellicule impressionnée ne présente pas le relief des portraits photographiques ordinaires.

On peut les diviser en trois catégories : 1° le psychicône simple, mouvement lumineux, formulé en nous et projeté en dehors de nous (cliché négatif, épreuve positive) ; 2° Psychicône double, accouplé, double mouvement lumineux, polarisé, parasitarisme fluidique (clichés positifs, nécessité d'intervertir pour obtenir une épreuve positive) ; 3° Psychicône spontané intentionnel.

Comment obtient-on un psychicône. — En dehors de son emploi habituel en photographie, la plaque photographique ordinaire est un agent de réception des vibrations vitales invisibles à l'œil, que l'on obtient dans l'obscurité, ou avec la lumière rouge.

Avec ou sans effluve électrique, on peut projeter sur une plaque, dans l'obscurité, une image bien imaginée, façonnée, modulée par la pensée.

Celle-ci doit donc concevoir mentalement, avec puissance et netteté, l'image à laquelle elle va donner un corps fluidique avec notre propre corps fluidique ; sous une douce pression de la volonté, cette image s'évacue par la main et vient se graphier sur la plaque.

Pour aider son extériorisation, une faible tension, comme le souffle ou le vent électrique, peut être employée intermédiairement entre la main (le corps se trouvant dans un bain d'électricité statique positive) et la plaque, située en dehors à l'état neutre.

Le fait semble comparable à l'issue d'une bulle de savon, produite dans un tube de paille, par une légère pression expiratrice ; si le souffle est trop fort, la bulle crève ; si l'électricité est trop intense, la plaque recueille les fragments épars de l'image et les éclats de la signature électrique. *Il faut exprimer de soi avec une tension suivie l'image formée, ou qui nous possède* ; c'est une saignée de notre substance vitale, qui sort de la main toute modelée et impressionne la plaque.

Il ne faut donc pas, durant l'opération, apercevoir dans l'obscurité une gerbe électrique au bout des doigts. L'*électricité n'est pas nécessaire* pour les personnes dont l'imagination et la volonté sont puissantes. Certaines personnes dans l'obscurité complète, projettent des images qu'elles créent et souvent leurs propres formes, ou celles des personnes auxquelles elles pensent. La plaque reçoit et garde l'image produite. Un certain degré d'entraînement est nécessaire.

Le mode opératoire se fait par des traînées ou lignes de forces, qui réduisent les sels d'argent d'une façon plus ou moins intense, suivant les points qui produisent sur l'épreuve les parties plus ou moins éclairées. Ces bandes forment une sorte d'estompe démontrant le dispositif opératoire, et sont nettes sur certains clichés.

Quant à la vibration lumineuse en elle-même, c'est de la force vitale-animique, dont la graphie est nettement différente des forces voisines électrique, électro-neurique, et que l'on peut obtenir indépendamment d'elles.

En résumé : la pensée imagine une image, la module avec la force vitale humaine, la met dans une vibration-forme qui l'exprime et l'extériore ; sous cette forme elle se graphie sur la plaque, à laquelle la main l'abandonne, dans un effort soutenu de création et de volonté.

Les conclusions de ce que nous venons de dire sont : 1° *Physique*, la plaque offre une signature différente suivant qu'elle est impressionnée par l'électricité ou par les effluves de la main. Ces effluves présentent une forme en rapport avec l'image tentée, lorsqu'elle est puissamment voulue ou modulée, et extériorée.

2° *Psychologique*. — La constatation de la *possibilité* d'une image estompée d'une façon plus ou moins énergique suivant l'opérateur et la durée de l'opération (deux minutes à une heure) montre l'intervention d'un tiers-facteur par rapport au corps et à la force vitale de l'âme, c'est-à-dire l'intervention *de l'esprit créateur*.

3° *Pathologique*. — A ce point de vue, la communion fluidique avec l'invisible montre le danger de la contagion fluidique, de l'envahissement des âmes faibles par les émanations fortes, par les influences errantes vécues, car les émanations fluidiques humaines ne se perdent pas plus que les déjections solides et liquides des hommes.

Comme conséquence, on comprend ces aura, ces vapeurs, ces envahissements et le parasitarisme fluidique, figuré sous le nom générique de *hantisme*, d'*obsession*, enfin la réalité objectivable des formes hallucinatrices entretenues en lui, par le fou lui-même ; celles-ci, inversement, nourrissent sa folie, c'est-à-dire le *parasite fluidique* ; cette donnée expérimentale ouvre des horizons nouveaux à la psychiatrie : lorsque l'artère splénique bat, dit Hippocrate, la folie est proche ; la plaque mise sur la rate des hypochondriques semble donner raison au père de la médecine. (3 clichés.)

4° *Philosophique.* — Le monde des formes expérimentalement démontré, vient affirmer différents systèmes philosophiques, qui se trouvent maintenant dominés par la notion suivante : L'esprit, actuellement inaccessible expérimentalement en lui-même, est, comme une pensée intime, cachée au fond de notre *nous vibrants* ; il se voile dans une forme faite de notre lumière de vie qu'il modèle pour se manifester sur une plaque sensible. Ainsi donc, c'est l'expérimentation elle-même, qui témoigne de l'*âme humaine*, et prouve que cette âme est *mouvement, vibrante lumière et création par la pensée de l'esprit.* La plaque confirme ainsi l'enseignement d'Aristote et de Saint Thomas d'Aquin : L'*Ame prend la forme de sa pensée.* » (1).

Schéma de la respiration fluidique de l'âme humaine, réduite aux proportions d'une entite attirant à droite de l'od, et rejetant à gauche son ob.

(La zone d'expansion et d'attraction de cette âme constitue son atmosphère fluidique.)

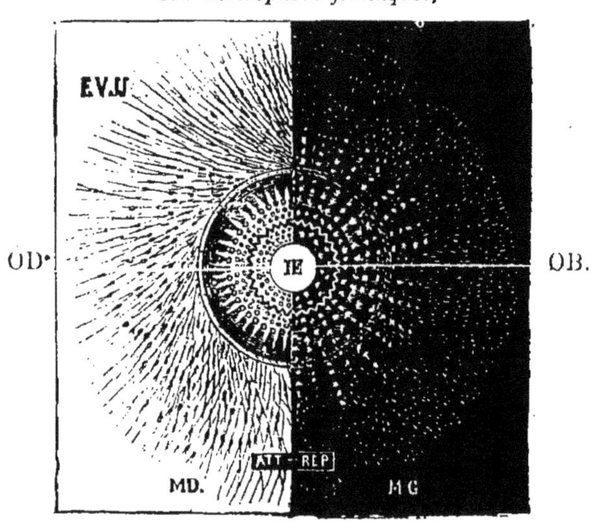

IE. Esprit, intelligence, ego divin ;
1. Ame psychique, vêtement de l'esprit ;
2. Ame physique sensible ; passionnelle instinctive.
3. Corps matériel ; ————
4. Force vitale cosmique ; force courbe attirée, EVU ; OD.
5. Projection de particules de l'âme psychique (psychob volontaire humain) ;
5. OB, émanation de l'âme sensible instinctive humaine, MG.

(1) Les appareils biométriques et clichés photographiques sont à la disposition des Docteurs qui désireront les voir, 191, rue Saint-Honoré, chez le Dr Hippolyte Baraduc (de Paris).

L'ego, l'intelligence et la lumière de vie réunis sont ce que l'Eglise appelle couramment l'âme, sans distinguer la lumière de vie de l'esprit d'intelligence, de l'égo divin dans le composé humain.

La ligne brisée (2e cercle) permet de comprendre les mouvements, de l'âme psycho-physique vers l'esprit IE ou le corps externe (3e cercle) traduits par la formule biométrique.

Le corps humain est un vêtement de chair pour l'âme, qui, elle-même, est le vêtement de force et de lumière, qui voile l'esprit IE ; lequel constitue l'égo supérieur persistant, immortel, non dissociable.

En analyse scientifique, dans l'homme *tri-un*, fait de matière, de force vitale et d'esprit-intelligence, il faut distinguer *le corps, la lumière-vie* (âme physique et psychique intermédiaire entre le corps et l'esprit et tirée de la lumière cosmique invisible) *et l'esprit supérieur.*

Les émanations de l'âme vitale et l'âme psychique se signent différemment par une nuée de pois ou une *perle*, càd un pois perforé spiritualisé.

Je me sers du mot âme parce que toujours, partout, de tout temps, le mot âme, anima, amour, aour, aor ou roua, a voulu exprimer deux choses identiques : la vie et la lumière de vie ; c'est ainsi qu'on désigne l'âme vitale, la force vitale, dans l'homme et l'Univers.

L'âme humaine, d'après les données de l'Eglise, càd — l'âme volontaire et responsable, est non l'âme instinctive, physique, *animata*, immédiate au corps, mais l'âme psychique, *animans*, immédiate à l'esprit, qu'elle contient ; c'est réellement l'ego ; tandis que l'âme physique n'est que de la matière subtile ; entre l'esprit immatériel et le corps matériel, il y a l'âme, la lumière de vie, qui subit toute la graduation d'immatérialité et de matérialité (1), pour remplir son rôle d'intermédiaire entre deux choses qui, sans elle, n'auraient pu avoir de point de contact ; car la nature n'a jamais fait de saut, mais tout y est dans une admirable adaptation, avec une *seule substance*, LA FORCE VITALE, par la volonté d'UN SEUL qui comprend tout.

(1) Il vaudrait mieux dire : De ce qu'on est convenu d'appeler immatérialité et matérialité.

Clermont (Oise). — Imprimerie Daix frères, 3, place Saint-André.

www.ingramcontent.com/pod-product-compliance
Ingram Content Group UK Ltd.
Pitfield, Milton Keynes, MK11 3LW, UK
UKHW012134240726
13965UKWH00005B/2164